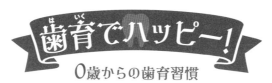

歯育でハッピー！

0歳からの歯育習慣

歯並びが良くなる
Dr.ティアラの法則

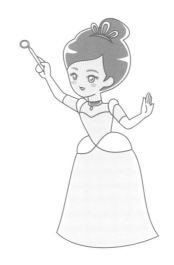

歯科医師
太田 由佳

sankeisha

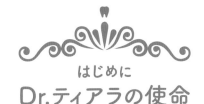

はじめに
Dr.ティアラの使命

私は、ワンダーデンタルクリニックで副院長を務める

Dr.ティアラこと、太田由佳です。

一人でも多くのお母さんに歯並びは作れることを知ってもらい、

「子どもはかわいく、大人はきれいに」をテーマに幅広く活動しています。

私が「Dr.ティアラ」と名乗るのは、

患者さんにお姫さまみたいな気持ちになってもらいたいからです。

ティアラは、幸せと豊かさの象徴。

そして、私の歯の治療の信念でもあるのです。

ティアラを頭にのせると、みんな笑顔になれます。

そして、やさしい気持ちになれます。

イライラしちゃうママも、何もわかってない赤ちゃんも、

わがまま言いたい放題の娘も、やんちゃなボーイも、みんなです。

一人でも多くの方に、ティアラをのせてあげたい。

のせただけで、みるみる表情が、姿勢が、心が変わる、そんな魔法のティアラ。

シンデレラは、自分もティアラをのせることで表情が変わり、

自分にやさしくなり、まわりにもやさしくなれることに気づきました。

ティアラをのせて、本物の自信を持って輝いてもらいたい。

だから、私は「Dr.ティアラ」として、歯科医師の使命を果たします。

Happy Bright together!

現代のシンデレラ物語は12時までで終わりません。

ティアラを授けられた人には、ずっと幸せになってほしい。

ここから本物のシンデレラストーリーが始まります。

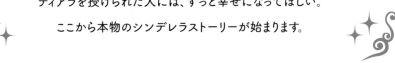

登場人物の紹介

Dr.ティアラがアドバイザーを務める、
この本に登場する人物たちを紹介します。

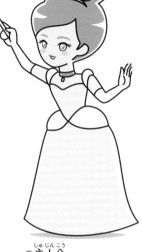

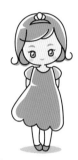

Dr.ティアラの子ども
エナ
・ベイビーメルのお姉ちゃん
・3才の女の子
・歯みがき大好き！
・オシャレも大好き！
・歯医者さんになるのが夢
・ハリウッド女優並の
　演技力を持つ

Dr.ティアラの子ども
ベイビーメル
・エナの弟
・1才の男の子の赤ちゃん
・やんちゃ大好き！
・歯みがき大嫌い！
・天才ベイビー！

主人公
Dr.ティアラ
・歯医者さん
・エナとベイビーメルのママ
・夫も歯医者さん
・ワンダーデンタルクリニック副院長
・子どもたちに魔法をかける
・趣味：仮装
　（日替わり衣装チェンジで
　患者さんを楽しませている）

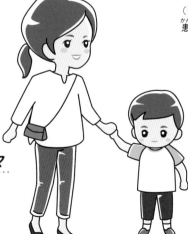

れんとくんの母親
れんとくんのママ
・やさしくてオシャレ
・歯みがき嫌いな
　れんとくんに困っている

患者さん
れんとくん
・5才の男の子
・エナのお友だち
・ヒーロー大好き！
・歯医者さん大嫌い！

※ベイビーメルは、キャラクターの設定上おしゃぶりをくわえていますが、実際のところおしゃぶりは推奨しておりません。

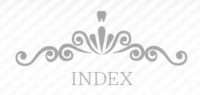

INDEX

アドバイスは歯並びやお口からの観点です。
本人の癖や生活習慣は精神的なものも大きいと思いますので、
ご家族の話し合いのもとで参考になさってくださいね。

※この本に記載してある数値や表現は、一般のどの方がご覧に
なられても楽しく、わかりやすく表現したものであり専門書では
ありません。現役ママ歯科医師Dr.ティアラが臨床で見てきた
多くの患者さんのデータと体験を元に作成しております。

歯並びは遺伝？ いいえ違います

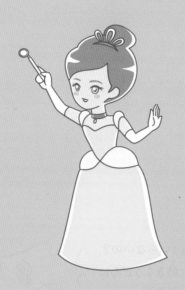

歯並びは生活習慣が大切

「歯並びは遺伝？」

そうあきらめていませんか？ とんでもない！

半分は遺伝、でも**残り半分は生活習慣**なのです。

理想が現実に近づくには限界がありますが、私Dr.ティアラが多くの

患者さんを診てきて、そして実際2人の子育てをしながら実感したことを

一人でも多くのママに届けたい！ そんな想いでこの冊子を作りました。

知っているか知らないかでまったく違う。

ステキな「歯育」で、本物のシンデレラストーリーを作り上げましょう！

歯医者さんはこわくない

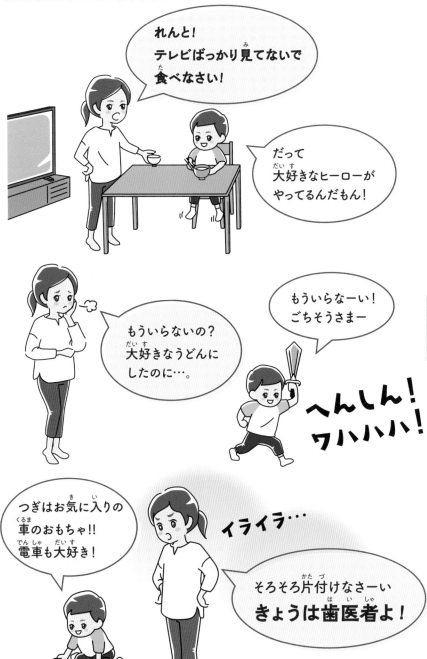

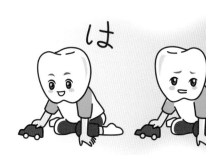

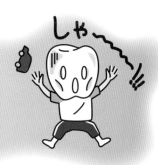

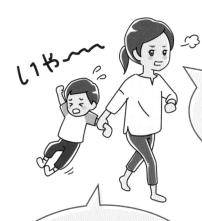

だから言いたくなかったのよね〜
でもね、れんと、
今日は初めていく歯医者さんなのよ

プリンセスのような先生がいて
お城みたいな
ステキなところらしいの！
とりあえず行ってみましょ🖤

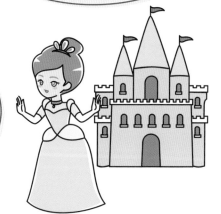

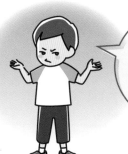

そんなところあるわけない。
歯医者さんはすっごい音で
ぼくの歯を削るんだ。
おさえられて、ぼくが泣きわめいても、
歯医者さんは知らん顔

れんとくんは、とても深いトラウマがある男の子です。

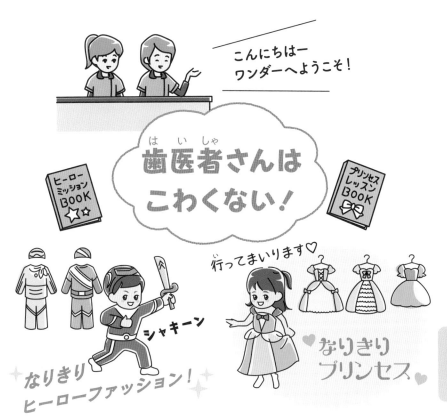

こんにちはー
ワンダーへようこそ！

ヒーロー
ミッション
BOOK
☆☆

プリンセス
レッスン
BOOK

歯医者さんは こわくない！

行ってまいります♡

シャキーン

♦ なりきり
ヒーローファッション！ ♦

♥ なりきり
プリンセス ♥

Dr.ティアラの魔法にかけられて…
まんまと入室！
お口 あーん！

今日はおすしヘアー
子どもたちのために
先生がおすしをつけて
回転してあげようという
心づかい。
日替わりで、
ヘアーもドレスも変わる
ワンダーの風物詩♥
（ホントの話です）

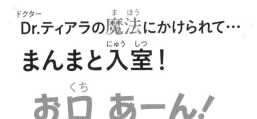

5才、ヒーロー大好き！
ぼうしまでちゃっかり
キマってます

ぜんぜん
こわくない…

🦷 れんとくんの歯並び

歯並びがキレイすぎて……

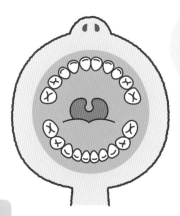

この年齢で歯並び？
まだ考えたコトなかったわー♥
だいたい歯並びなんて遺伝でしょー
まぁ今はとりあえずキレイだしー♥

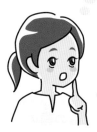

私は八重歯だけど…
パパの歯並びって
どんなんだっけ…

キレイすぎて、大問題です!!

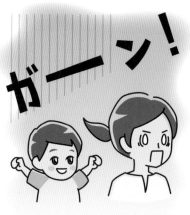

ガーン！

ノンノンノン

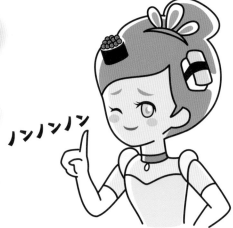

10

子どもの歯はすきっぱの方が大人の歯がキレイに並ぶ

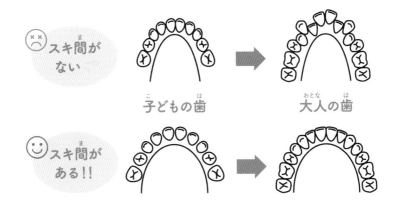

😣 スキ間が ない → 子どもの歯 → 大人の歯

😊 スキ間が ある！！

Why? 大人の歯は子どもの歯の 約 **1.3倍！**

だから**アゴが広がっているコト**が**大切**なのです。

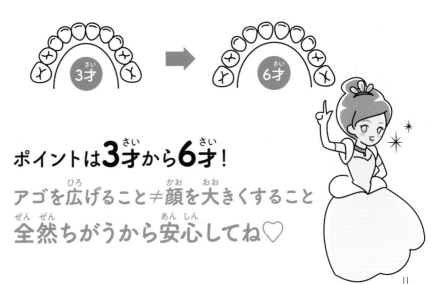

3才 → 6才

ポイントは3才から6才！

アゴを広げること≠顔を大きくすること

全然ちがうから安心してね♡

さ・ら・に…
まんなか、ズしてます！

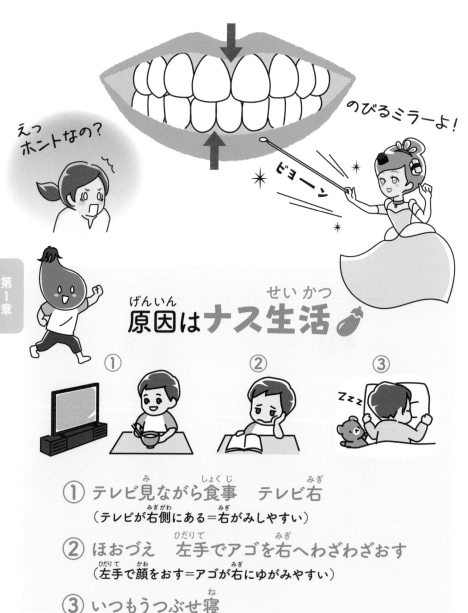

えっ
ホントなの？

のびるミラーよ！

ビョーーン

原因はナス生活🍆

① テレビ見ながら食事　テレビ右
（テレビが右側にある＝右がみしやすい）

② ほおづえ　左手でアゴを右へわざわざおす
（左手で顔をおす＝アゴが右にゆがみやすい）

③ いつもうつぶせ寝
（顔を横に向ける＝アゴがズレやすい）

第1章

⚠️ 片がみ注意

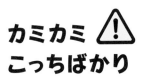

カミカミ ⚠️
こっちばかり

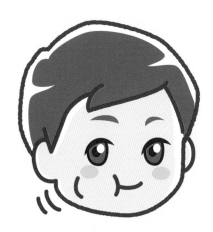

問題は、ズレた歯並びより、右がみしやすく、

固まってしまった骨や筋肉です。

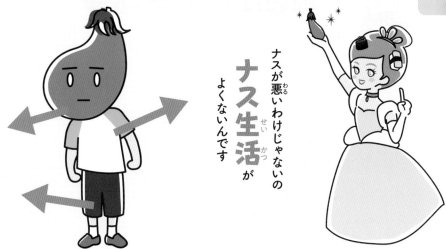

ナスが悪いわけじゃないの
ナス生活が
よくないんです

ズレたアゴのバランスを取るために

体全体がゆがんできてしまうのです……。

でも大丈夫！

少しのズレにまず気づくコトが大切！！

✔ チェックリスト

☐ 食事中にテレビをよく見る

☐ 片側に座って常にちょっかいを出す兄弟がいる

☐ 大きなむし歯が片方の歯にある

☐ かむと痛い歯がある

☐ つめかみしている

☐ 肩かけカバンをよく使う

☐ うつぶせ寝をしている

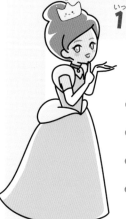

1コでもあてはまれば要注意です！

脱☆ナス生活 🍆

● テレビが正面にくる席替えを

● 肩かけカバンは行きと帰りで変える

● うつぶせ寝は積極的にあおむけに！

● ほおづえはしない

などなど、知っているか知らないかで

✨ ティアラがランクアップ！✨

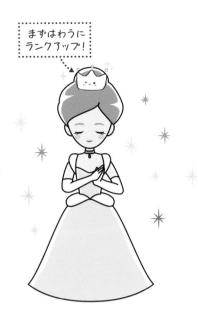

まずはわうに
ランクアップ！

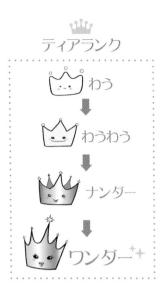

ティアランク

わう

わうわう

ナンダー

ワンダー

もちろん、理想と現実は違います。

私も実際に子どもを出産し、育てる中で大きな壁にぶつかり、

「世の中がんばっていないお母さんなんていない」ことを知り、

伝えることをやめようかと思った時期もありました。

でも、「知っているか知らないか」

これだけで全然違うんだ、ということも実感しました。

実際に多くの患者さんを診てきて、こんなに変わるんだ！ と驚いたこと。

実際に子育てしながら知ってて良かった！ と思ったこと。

少しでも多くのお母さんたちに知っていただけたらと思います。

知らずに成長期が終わってしまう前に、

どうか本物のシンデレラストーリーを手に入れ、幸せと豊かさの象徴の

ティアラが頭の上で輝きますように—。

Dr.ティアラの願い

第2章　食べる場所と姿勢が大切

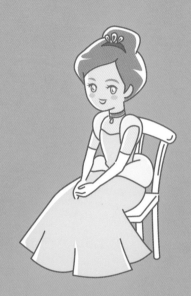

毎日、おうちでのごはんはどこで食べますか？

朝ごはんはテレビを見ながら、おやつはソファで、

ジュースはこっち、夜ごはんはローテーブルで…。

そして飽きたらすぐ遊ぶ！！

子どもの食事って本当に大変ですよね。

でも実は、「よくかむこと」より

「よくかめる環境を作ってあげること」がとても大切なのです。

イスと机のバランスを考えたことありますか？

環境が整うだけで、姿勢も整うので一石二鳥ですよ♪

全国のママ、ともにがんばりましょう！！

自分に合うイスにこだわる

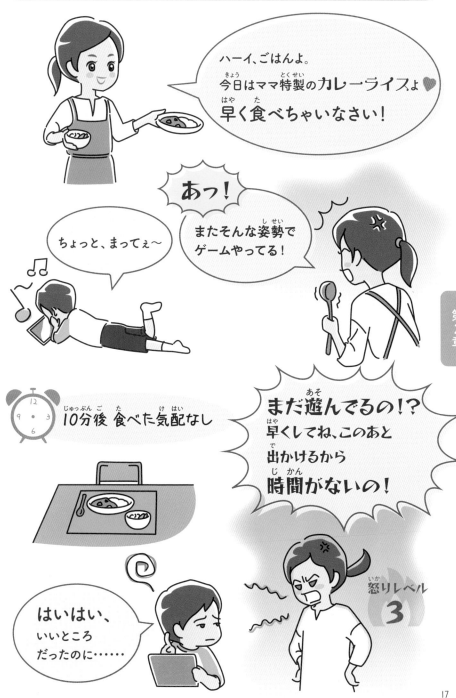

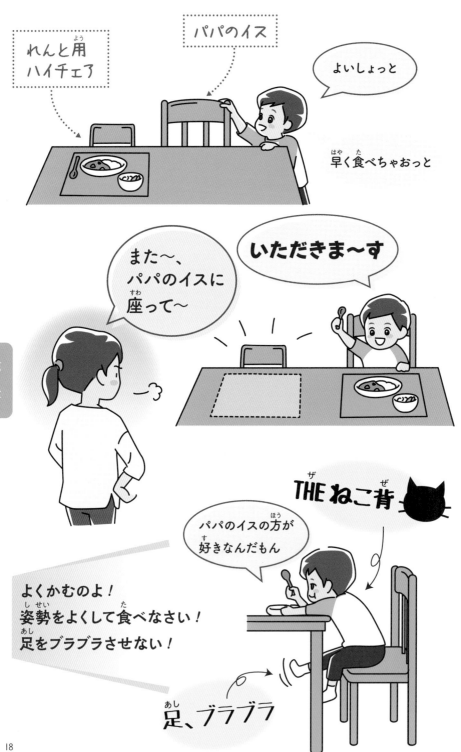

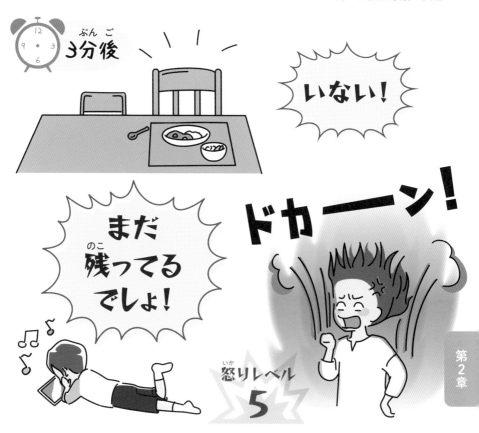

よくカムカムの習慣づくりを邪魔するもの…

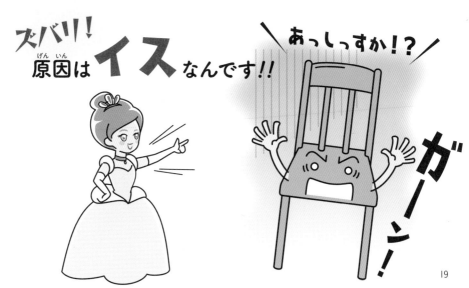

第2章

19

正しい姿勢で食べる

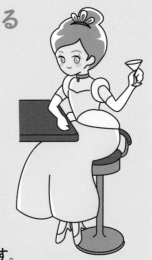

大人でも
背の高いイスに座るときは、
何かに寄りかかりますよね。

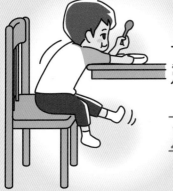

子どもも一緒です。
足が床につかないと
<u>ひじをついて姿勢を安定させたり、</u>
<u>足をブラブラ</u>させてしまうのです。

その結果、ねこ背で下を向いて
食べはじめてしまいます。

ねこ背 ねこ背って、
おいらばっかり悪ものにして―。
おいらが姿勢よかったら
人生変わるのかよ、ニャオ!

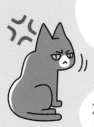

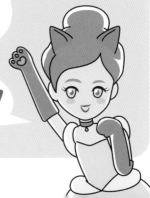

変わるとも!

食べる場所は1か所

とにかく最初が肝心です。食べる場所はここの1か所と決める！
そうすれば、遊び食べもしません♡

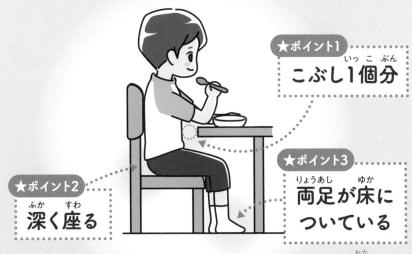

★ポイント1
こぶし1個分

★ポイント2
深く座る

★ポイント3
**両足が床に
ついている**

ローテーブルでもハイテーブルでもポイントは同じ！

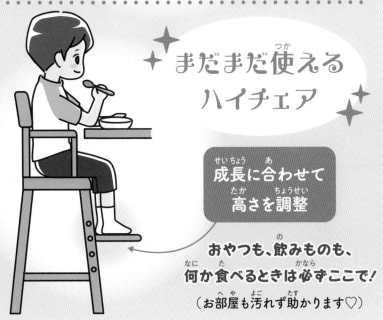

まだまだ使える
ハイチェア

**成長に合わせて
高さを調整**

おやつも、飲みものも、
何か食べるときは必ずここで！
（お部屋も汚れず助かります♡）

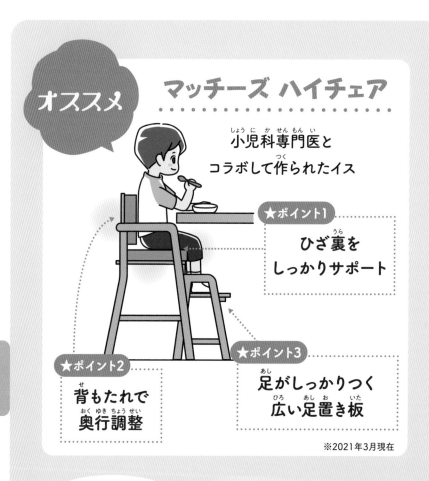

オススメ

マッチーズ ハイチェア

小児科専門医と
コラボして作られたイス

★ポイント1

ひざ裏を
しっかりサポート

★ポイント2

背もたれで
奥行調整

★ポイント3

足がしっかりつく
広い足置き板

※2021年3月現在

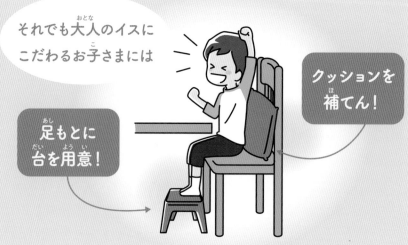

それでも大人のイスに
こだわるお子さまには

クッションを
補てん！

足もとに
台を用意！

家族みんなでハッピー、カムカム ウェルカム！

食事は先天能力ではなく、獲得学習が大切

正しい食べ方ができないのではなく、**「知らない」**のです。

子どもは必ず大人を見ています。
まずは一緒に食べて、お手本を見せてあげましょう。

家族みんなで ハッピー、カムカム ウェルカム！

食卓で実現しましょう。

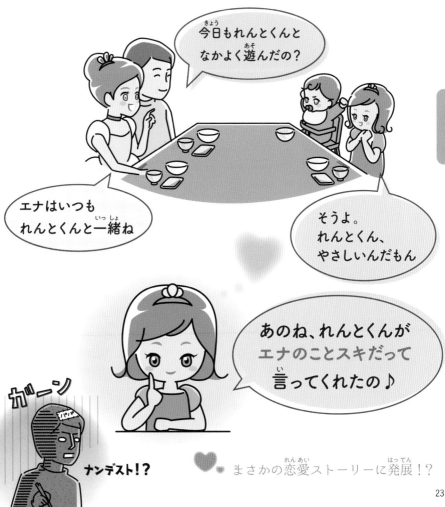

今日もれんとくんとなかよく遊んだの？

エナはいつもれんとくんと一緒ね

そうよ。れんとくん、やさしいんだもん

あのね、れんとくんがエナのことスキだって言ってくれたの♪

ガーン

ナンデスト！？

まさかの恋愛ストーリーに発展！？

さらに♥ よくかめば幸せになれる 8大咬用

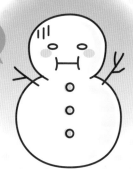

こんな風に
ならないように

ひ 肥満予防
（ひまんよぼう）

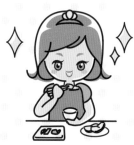

子どものうちから
みがこう

み 味覚の発達
（みかく　はったつ）

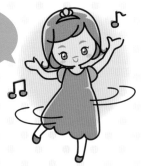

歌と踊りが
得意なの

こ 言葉の発音
（ことば　はつおん）

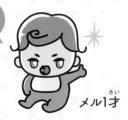

天才ベイビー
なのでちゅ

の 脳の発達
（のう　はったつ）

メル1才

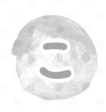

かむほど汚れが
付かないのよ
歯の病気予防

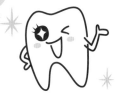

がん細胞も
寄せつけない!!
がん予防

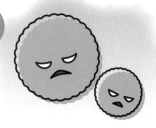

何でも
食べられるって
ステキ
胃腸快調

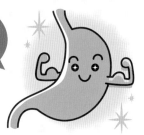

中学時代は
意外とソフトボール部
キャプテン
全力投球

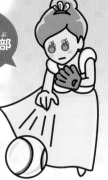

「卑弥呼の歯がいーぜ!」と覚えましょう!

第2章

コラム ✏ ピヨタの指しゃぶりやめよう大作戦!

※このコラムは、指しゃぶりを克服した姉妹の実話が元になっています。

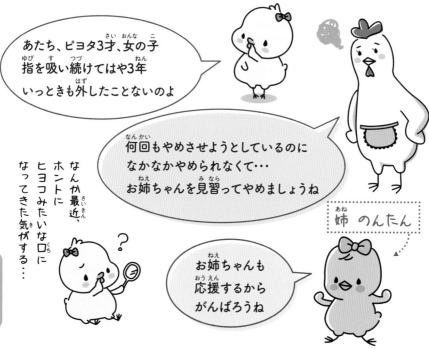

あたち、ピヨタ3才、女の子
指を吸い続けてはや3年
いっときも外したことないのよ

何回もやめさせようとしているのに
なかなかやめられなくて・・・
お姉ちゃんを見習ってやめましょうね

なんか最近、
ホントに
ヒヨコみたいな口に
なってきた気がする・・・

姉 のんたん

お姉ちゃんも
応援するから
がんばろうね

指しゃぶりは、続くと歯並びに影響が出てきます!

なかなかやめられない指しゃぶり。
そんなコには、
**指しゃぶりをやめさせる
マニキュア!**

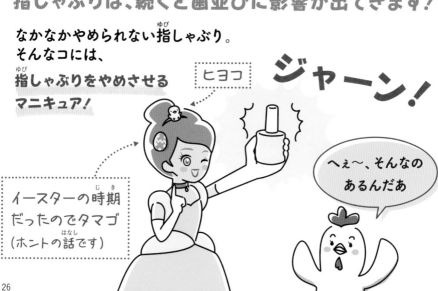

ヒヨコ

ジャーン!

イースターの時期
だったのでタマゴ
(ホントの話です)

へぇ〜、そんなの
あるんだあ

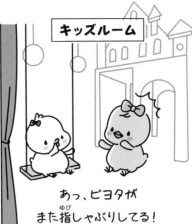

キッズルーム

あっ、ピヨタが
また指しゃぶりしてる！

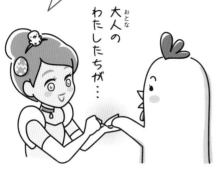

なかなかやめられないのね
ちょっと試してみます？

大人の
わたしたちが…

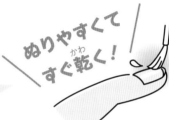

ぬりやすくて
すぐ乾く！

使い方はカンタン！
爪にぬるだけ♥

ペロッと…

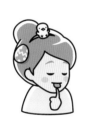
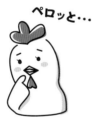

苦————！！！！！
なんだこりゃ！！！！！

タマゴも割れた！

驚くほどの
シビレとまずさ！

このあと、3時間くらい
舌がマヒしていました。

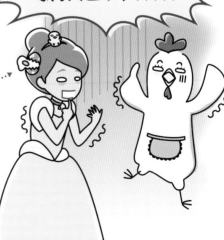

そして、Dr.ティアラとおやくそく♥

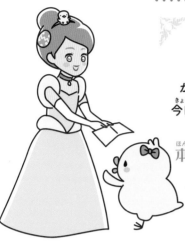

ピヨタの大好きなプリンセスは、
指しゃぶりなんてしないわ

かわいくなるために、そろそろやめましょうね♡
今日は、やめたくなる苦ーいマニキュアをぬるわよ
やめられたら、次は
本物の魔法のマニキュアをぬりましょうね★
見事にやめて、プリンセスになるのよ！

ピヨタのママが、ピヨタにもがんばってもらおうと
ピヨタ特製カレンダーを作ったよ！

ガンバレ！
ガンバレ！

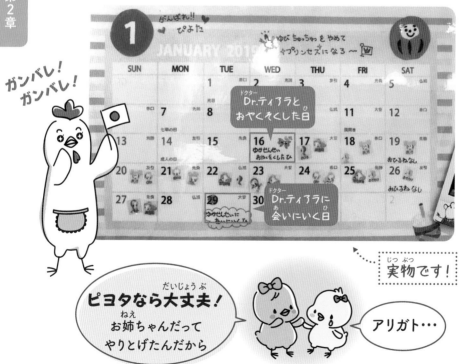

実物です！

ピヨタなら大丈夫！
お姉ちゃんだって
やりとげたんだから

アリガト…

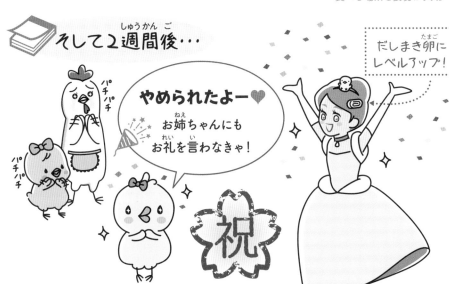

そして2週間後・・・

やめられたよー♥
お姉ちゃんにも
お礼を言わなきゃ!

だしまき卵に
レベルアップ!

祝

実は、ピヨタのお姉ちゃんは

MFT※マスターの
カリスマ小学生!

※MFTとは、筋機能訓練。矯正治療
の一環として毎日5〜10分行う舌や
口唇のトレーニングです。

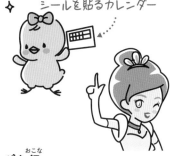

トレーニングを1日5分できたら
シールを貼るカレンダー

第2章

毎日欠かさずトレーニングを行い、
パーフェクトのカレンダーを何回も持ってきてくれます。

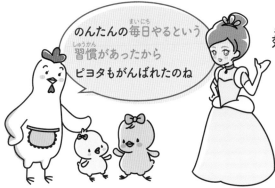

のんたんの毎日やるという
習慣があったから
ピヨタもがんばれたのね

効果には個人差がありますが、
まだ試されたことのない
お子さまはぜひ!
ただ、指しゃぶりは
精神的なものも大きいため、
ご家族で相談してくださいね♡

第3章 「かむ大切さ」と「お口ぽかん」

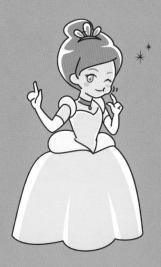

理想的な歯並びを手に入れるために

あなたは、一口何回かんでいますか？ いつも舌はどこにありますか？

実は、「歯」は「筋肉のバランスが整ったところ」に生えるのです。

アゴにとって唯一の筋トレは「かむこと」です。

舌には「理想の位置」があり、舌も筋トレすれば整うのです！

でも、うどんやパスタ、ハンバーグにカレーなど、

今はやわらかいメニューが幅を利かせています。

現代の食事でよくかむということは至難の業ですよね。

そして、もはや新しい現代病ともいえる「お口ぽかん」。

これで理想的な歯並びが手に入るわけがありません。

この章では「食事」や「普段のお口」から歯並びを解説していきますね。

大人も、かめていない方が結構多いのですよ〜！

🦷 カムカムチェック！

咀嚼能力を目で確認

1分間であなたの**咬合力**がわかります！

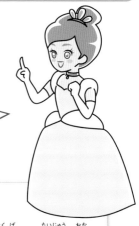

もぐもぐ・・・

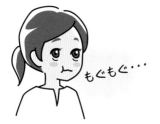

咬合力ってなに？

咬合力＝かむ力のこと。奥歯には体重と同じくらいの力がかかるといわれています。適正な咬合力があればきちんと咀嚼（かむ）することができます。

れんとくんママがかんでいるのは…

キシリトール咀嚼チェックガム

⊕XYLITOL

咀嚼能力が短時間で確認できる歯科専用のガムです。
かむ力が強いほど、色が変わります。

かむ力が強いほど緑色のガムが赤色に変化します！

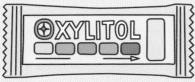

カラーチャートでかむ力をチェック

かむ力が弱い　→　かむ力が強い

大人、子どもに関係なく1秒に1回のペースでガムを60回かみます。咀嚼後は、製品パッケージのカラーチャートで変わったガムのカラーと色合わせをしてください。色の変化でかむ力が判定できます。

意外とかめていない大人が多いのです!

よくかめている
チェックガムの診断結果…一番濃いピンク色

しっかりかめていない
チェックガムの診断結果…他の色

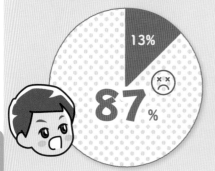

13%
87%
子ども／男の子

10%
90%
子ども／女の子

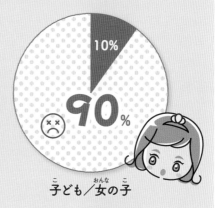

かめていない!
100%※
成人男性

15%
85%
成人女性

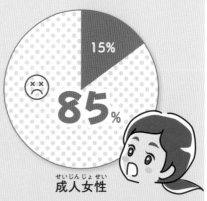

(あま市スポーツイベント「お口の健康診断」/2020年)

えっ! かめていないのは子どもだけじゃない!!
大人なのにどうして?

※調査に参加してくださった成人男性の方のデータであり、すべての男性がかめていないということではありません。

第3章

32

忙しすぎて、つい自分のことは後回しに

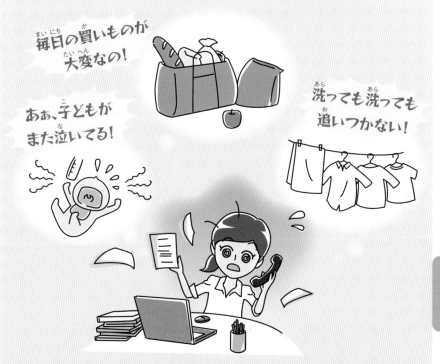

毎日の買いものが
大変なの!

あぁ、子どもが
また泣いてる!

洗っても洗っても
追いつかない!

第3章

子どもには「よくかみなさい」と言うけれど、大人の食事はどうでしょう?
朝食やランチをカンタンなもので、秒速で食べていませんか?

アゴにとっての唯一の筋トレは「かむコト」です!

かめないのは、むし歯や歯周病が原因かも!?

バランスよくしっかりかめていなければ、むし歯や歯周病など
の病気も考えられます。左右どちらかのむし歯が痛ければ、
無意識に片方でばかりかむ「かみ癖」の原因にもなります。
早めに歯医者さんで診てもらいましょう。

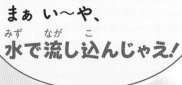

実録 食事中の水で 食べものを流し込んでいる事件

もぐもぐ… かみきれない…。
まぁ い〜や、
水で流し込んじゃえ!

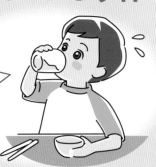

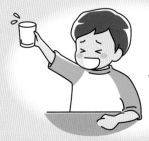

ぷは〜
おかわり!

ただでさえやわらかい食べものを
しっかりかまずに水で流し込んでいるかも。

ミニコラム ✏️

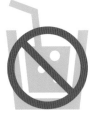

飲みものを吸う行為も
やめましょう!

ストローを使って飲むより、コップ飲みをオススメします。
コップ飲みのほうが、唇を使い、お口を鍛えられるのです!

漫画『サザエさん』の食卓の風景に
理想の食事があった！

サザエさんの家は、食後にみんなでお茶する
典型的な昭和スタイルの食卓です。

でも、この「ザ・昭和」の食卓にこそ、
理想の食事が隠されているのです。

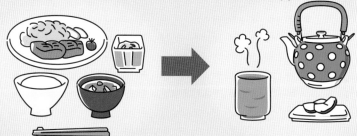

食事中は飲みものが出ません。

おのずと、みんなよくかんで食べます。

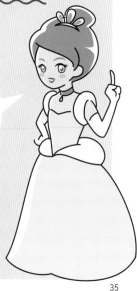

⚠ 流し込みをしている
お子さんは要注意!

食事中はなるべく
お水なしにしましょう。

食べ終わってから飲むように
してくださいね ♥

そうすれば、子どもに多い飲みものによる
流し込みをなくすことができます。

第3章

たとえば **カレーライス**

具のないカレーと具だくさんのカレー

かむ回数の差は歴然です！

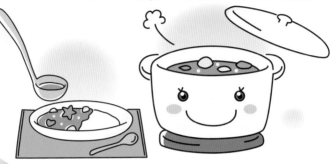

具だくさんの超！簡単レシピをご紹介
お母さん、料理は手抜きでOKです！

料理研究家 ちーちゃんこと **福栄千亜希**先生の

＼切り干し大根フル活用！！／
カムカムレシピ

野菜の甘味が活きてます♪

切り干し大根と すりおろしにんじんの酢の物

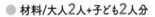

● 材料/大人**2**人+子ども**2**人分

- ・切り干し大根(乾)…25g
- ・わかめ(乾)…4g
- ・人参…70g
- 調味料 - - - - - - - - - - - - -
- ・塩…小さじ1/4
- ・砂糖…小さじ1〜2
- ★小さじ1〜小さじ2を目安に甘味を
  調節してください
- ・すりごま…小さじ1
- ・酢…大さじ1

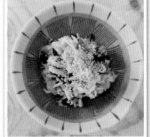

● 作り方

1 食材を切ります。
- ・切り干し大根とわかめを水で戻し、
  食べやすい長さに切ります。
- ・にんじんは、すりおろします。
- ★すりおろすことで、甘味が増し、調味料の役割を
  果たしてくれます。

2 調味して仕上げます。
  1をボウルに入れます。調味料も上から順に全てを
  入れて、和えたらできあがり♪

第3章

大人も子どもも大好きな味!

切り干し大根のツナマヨ和え

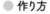

● 材料/大人2人+子ども2人分

・切り干し大根(乾)…25g
・ツナ水煮缶詰…(小1缶)70g
※缶汁ごと使用
・ホールコーン…20g
調味料 - - - - - - - - - - - - -
・塩…少々 (小さじ1/5)
・マヨネーズ…大さじ1
・酢…小さじ1
・飾り用パセリなど(あれば)…少々

● 作り方

1 食材を切ります。
水で戻した切り干し大根を食べやすい長さに
切ります。

2 調味して仕上げます。
1と、ツナ、コーンをボウルに入れます。
調味料も上から順に全てを入れて、和えたら
できあがり♪
お好みで、パセリで彩りを。

油を使わずルウもお肉も最小限!

野菜たっぷりキーマカレー

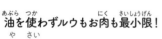

● 材料/大人2人+子ども2人分
　　　(できあがり重量 500〜530g)

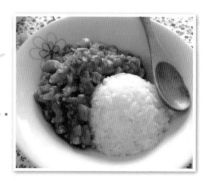

・切り干し大根(乾)…10g
・玉ねぎ…100g
・にんじん…100g
・大豆水煮…50g
・牛挽き肉(合い挽き肉でも可)
　　…50g
・塩…小さじ1/2
・水…200ml
・市販カレールウ(お好みのもの)
　　…15〜20g
※カレールウは刻んでおきます。
・カレーパウダー(辛さ調節用)
　　…適量

● 作り方

1 具材を切ります。
水で戻した切り干し大根、玉ねぎ、にんじんは
粗みじんに切ります。

2 具材を煮ます。
ルウ以外の材料全てを鍋に入れ火にかけます。
沸騰したら、キッチンペーパーを落とし蓋のように
被せます。
　★火通りが良くなると同時に、お肉から出る灰汁や
　　油脂分を吸収してくれます。
さらに、蓋をして弱火で10〜15分間煮ます。

3 仕上げます。
キッチンペーパーを取り、ルウを加えて、とろみが
付きしっかり火が通るまで加熱したらできあがり♪
※辛味を足したい場合はお好みでカレーパウダーを
　加えて、辛さを調節してください

第3章

「お口ぽかん」は「歯もぽかん」!?

「お口ぽかん」のシーンいろいろ

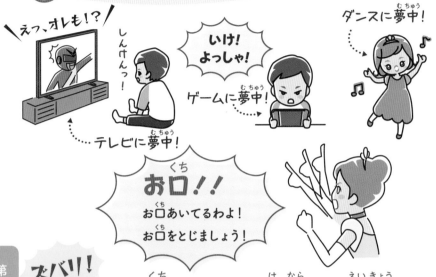

えっ、オレも!?

しんけんっ!

テレビに夢中!

いけ！よっしゃ！

ゲームに夢中！

ダンスに夢中！

お口！！

お口あいてるわよ！

お口をとじましょう！

ズバリ！！ その何気ない「お口ぽかん」は歯並びに影響します!!

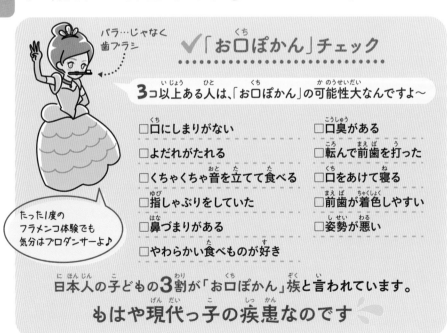

バラ…じゃなく歯ブラシ

✓「お口ぽかん」チェック

3コ以上ある人は、「お口ぽかん」の可能性大なんですよ〜

□ 口にしまりがない
□ よだれがたれる
□ くちゃくちゃ音を立てて食べる
□ 指しゃぶりをしていた
□ 鼻づまりがある
□ やわらかい食べものが好き

□ 口臭がある
□ 転んで前歯を打った
□ 口をあけて寝る
□ 前歯が着色しやすい
□ 姿勢が悪い

たった1度のフラメンコ体験でも気分はプロダンサーよ♪

日本人の子どもの3割が「お口ぽかん」族と言われています。
もはや現代っ子の疾患なのです

何で歯並びと「お口ぽかん」が関係あるの？

ポイントは、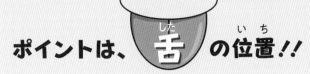の位置！！

歯は、舌のカタチに合わせて並ぶのです。

舌を甘く見ないでくれよ
オレの力は強いんだゼ！

舌に従順な歯たち

あれっ、
なんかおされてる〜？

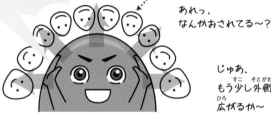

じゃあ、
もう少し外側に
広がるか〜

歯のウラ側から常に舌の力が加われば、

アゴは広がるのです。

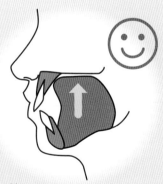

舌が上アゴのウラ（スポット）に
ついていることが理想

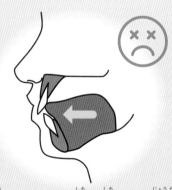

「お口ぽかん」は、舌が下にある状態

つまり、アゴが広がらない

第3章

🦷 歯は筋肉のバランスの整ったところに生える

⭕ お口close!　❌ お口open!

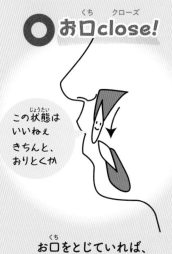

この状態は
いいねぇ
きちんと、
おりとくか

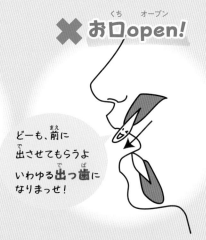

どーも、前に
出させてもらうよ
いわゆる**出っ歯**に
なりまっせ!

お口をとじていれば、
歯も正しい角度で生えます

くちびるのブロックがなければ、
歯は前に出ます

さらに「お口ぽかん」はこんなリスクが!

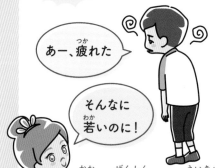

あー、疲れた

そんなに
若いのに!

- ●感染リスクが高い
- ●への字口になる
- ●アゴがなくなる
- ●鼻が低くなる
- ●集中力がなくなる
- ●姿勢が悪くなる

顔や全身への影響も大きいのです

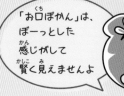

「お口ぽかん」は、
ぼーっとした
感じがして
賢く見えませんよ

だから、普段から
お口あけたままでいると、
頭悪そうって
言われちゃうんだぁ

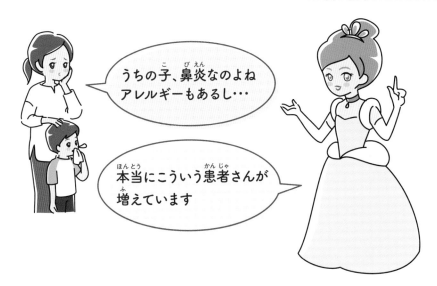

うちの子、鼻炎なのよね
アレルギーもあるし…

本当にこういう患者さんが
増えています

あきらめず、常に「管理」してあげてください

鼻炎、アレルギー、花粉症など、お鼻にまつわるトラブルを抱えるお子さんは、
時代とともに増えています。

でも、鼻腔は、使わないとどんどん狭くなります。

ちょっとでもつまったら耳鼻科で吸ってもらうなど、
管理してあげることが大切です。

お口で呼吸している姿を当たり前にしないこと。

だから、お鼻のそうじもお口と同じくらい大事なんですよ。

Dr.ティアラは診療で鼻くそもとります♪

でも、鼻呼吸の大切さを知ったら、わが子の口呼吸が気になって仕方ないと思います。

だからといって、急に「口！口！口をとじるの！！」と
口うるさく叫ぶのはやめましょうね。

それより、「あらっ、お鼻で息してるね。スゴイねー！」と
鼻呼吸をほめてあげてください。

わうわうに
ランクアップ！

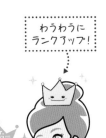

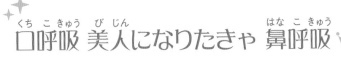

口呼吸 美人になりたきゃ 鼻呼吸

第3章

Dr.ティアラのアゴトレ!!

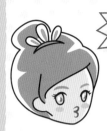

とにかく、お口を使って遊ぶべし

Dr.ティアラが、昔のなつかしいおもちゃを使ったり、
日常にあるもので気軽にできるアゴトレをご紹介します。

なつかしい昔のおもちゃが大活躍!

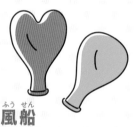

風船

ふくらましたことのない子が
今の時代は多くてビックリ!

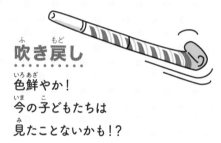

吹き戻し

色鮮やか!
今の子どもたちは
見たことないかも!?

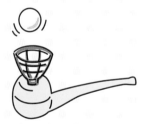

パイプ吹き

ボールを落とさないように
集中力も必要とするのよ。

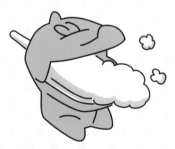

泡が出るおもちゃ

100円ショップで売っています
お風呂遊びに最適!
ストローを吹くと泡が勢いよく出ます。

おもちゃがないときは
こんな遊びを！

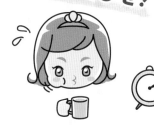

にらめっこ
意外かもしれませんが、
にらめっこもアゴトレに役立ちます。
変顔マニアのエナは大好き！

うがいゲーム
うがいが何秒できるかを競うゲーム。
単純だけど効果バツグンです。

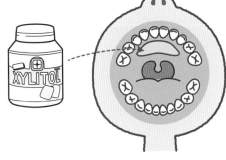

上アゴ貼り付けゲーム
ガムを上アゴのウラにうすく広げるゲーム。
うまくできるかな。

味付のり
薄切りのハムでも
OK！よ

ハム

プロの手に頼る選択肢もあります
歯医者さんによっては、お口のトレーニングやMFT（筋機能訓練）に力を入れているクリニックもあります。また、歯並びや骨格、扁桃腺、舌小帯や上唇小帯（ひも）など、閉じたくても閉じられない理由があるかもしれません。気になったら一度診てもらってくださいね。

第3章

むし歯の原因あるあるＱ＆Ａ

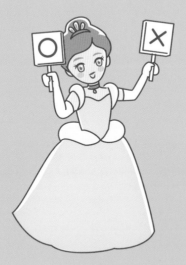

✧ 歯みがきのポイントを知ることが大切 ✧

「子どもが嫌がるから仕上げみがきやめました」

このような判断でむし歯が急増してしまったお子さんを何人も診てきました。

仕上げみがきって難しいですよね〜。

ついついバトルになってしまいます（笑）。

でも、子どもは同じ歯みがきでもタイミングを変えるだけで

激変。

そして、**みがくポイントを知っているか知らないか**で

大きく変わります。

子どもは歯みがきを嫌がるものです。嫌がらないほうが奇跡★

コツさえつかめば大丈夫！

生きていくうえで欠かせない歯みがきを、あの手この手で楽しみましょう。

🦷 エナとメルのかわいい歯

わたし、エナ♥3才よ
しゅみは、お化粧とお医者さんごっこ
歯みがきも大好きよ♪

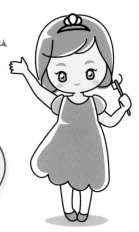

しょうらい、ワンダーデンタルクリニックの
ママ（Dr.ティアラ）みたいな
先生になるのが夢なの！

ぼくはベイビーメル、1才
エナの弟でちゅ
日本でいちばんぶっ飛んでる赤ちゃんだゼ！

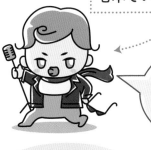

好きなものは、酒（ウン）、オンナ（ウン）、ロック（ホント）
ごはんに納豆もサイコー！
キライなものは、やさいと歯みがき

ぼくの格言でちゅ

歯なんて みがかなくても 生きていけるゼ！

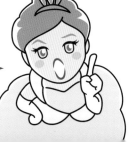

それ、間違ってますから

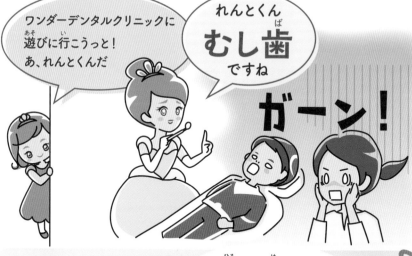

ワンダーデンタルクリニックに
遊びに行こうっと！
あ、れんとくんだ

れんとくん
むし歯
ですね

ガーン！

第4章

お昼だって歯ブラシを
幼稚園に持って行ってるのに

Q 夜、ちゃんと歯を
みがいているのに
なんでむし歯ができちゃうの？

幼稚園で
一人でどれだけ
しっかりみがけているか
不明ね

A ポイントは**朝**よ！
少なくとも1日2回。
できれば1日3回みがきましょう。

お茶とお水以外は、お口に残っているとむし歯の原因になりやすいため
30分以上、お口の中に何もないことが大切なの。

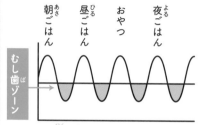

朝ごはん　昼ごはん　おやつ　夜ごはん

むし歯ゾーン

リスク 低い 規則正しい生活

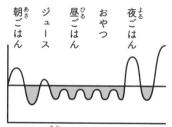

朝ごはん　昼ごはん　ジュース　おやつ　夜ごはん

リスク 高い ダラダラ生活

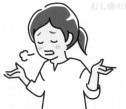

Q 朝なんて時間ないわ。
バタバタしちゃって…

A 大切なのは、**日々の習慣!!**

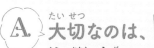

朝は必ず着替えるでしょ？
それと同じでルーティンに組み込めば大丈夫!!

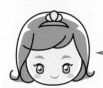

> わたしは、パパもママも忙しそうでも
> 自分から歯ブラシを持っていくわ

たまにはこんなことも…

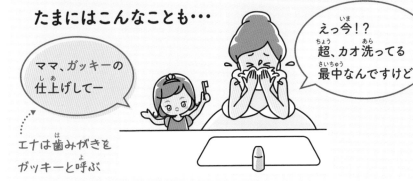

> ママ、ガッキーの
> 仕上げしてー

> えっ今!？
> 超、カオ洗ってる
> 最中なんですけど

エナは歯みがきを
ガッキーと呼ぶ

オススメは、デザートのように
朝食の横に歯ブラシを置いておくこと!!

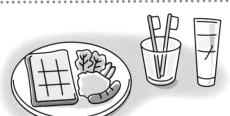

**自分で
すぐみがける！
即、仕上げOK！**

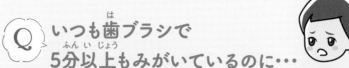

むし歯予防のポイント②　デンタルフロス

Q いつも歯ブラシで
5分以上もみがいているのに・・・

ねえ、ママ

A 時間より**質**が大切なのよね！

そうよ　テレビを見ながら

ダラダラ5分みがくより1分集中すること。

それともう1つ、
歯ブラシだけでは、プロがみがいても
60％ぐらいしか汚れは落とせないのよ～。

ポイントは、デンタルフロス！

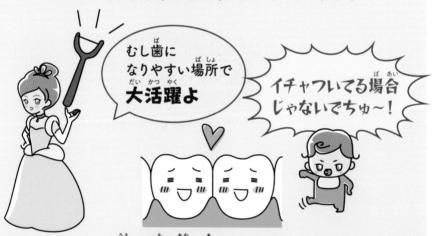

むし歯に
なりやすい場所で
大活躍よ

イチャついてる場合
じゃないでちゅ～！

上から見て穴が空いていなくても、
横からレントゲンをとると大きなむし歯が・・・
なんてことがよくあります。

むし歯は、歯と歯の間がいちばんできやすいのです。

だから、そこの汚れを落とせるデンタルフロスが大切！
ちなみに、糸がほつれるまで使えます。

第4章

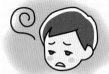

Q ぜんぶやるのは大変だ

A ポイントは、上の前歯と奥歯よ！

ここが特にむし歯になりやすいの。

フロスは2日に1回でもOK！

もちろん
時間があるときは
すべて行って
くださいね。

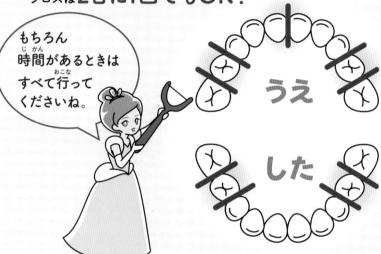

うえ

した

Q そんなに長い時間は、
集中力が持たないわ

A 毎回、歯ブラシからでなくてもOK！

たまには、フロスファーストの日をつくってね！

やると決めたら
やるのよ！

歯ブラシから始めるときでも、
今日は上の歯、次の日は下の歯をみがくなど
2日でワンクールと考えれば、
ムリなくできるわよね♡

🦷 むし歯のある子、あるある事例

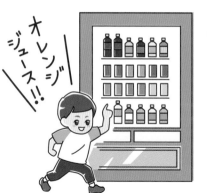

オレンジジュース!!

あたりまえー♪
あたりまえー♪

ぼくが毎日飲むのは、
もちろんジュース!

えっ、れんとくん
また、ジュースなの!?
あたりまえにしちゃダメ!

エナとメルがジュースの飲める日は、こんなときだけよ。

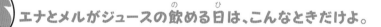

- 1日中外にお出かけしたときの午後、おやつの代わりに。
- おうちでお手伝いをとてもがんばったお休みの日。

でも、基本、冷蔵庫に
ジュースがナイ。
**そもそもナイのが
いちばん!**

\ナイヨ/

また―?
まぁいいけど

ごめーん

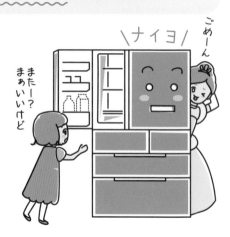

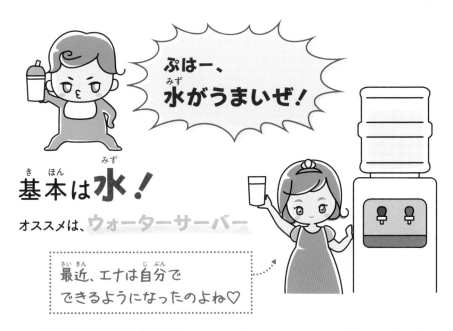

ぷはー、水（みず）がうまいぜ！

基本（きほん）は水（みず）！

オススメは、ウォーターサーバー

最近（さいきん）、エナは自分（じぶん）で
できるようになったのよね♡

ウォーターサーバーのココがスゴイ！

- 冷たい水、熱いお湯がすぐに飲める
- いつでもフレッシュな水が飲める
- 家族みんなが「水」を好きになる
- お茶などのように歯に着色しない
- 幼稚園の水筒に入れて持っていける
- 水なので水筒に入れても洗うのが楽

⚠ ただし、注意も必要！

小さい子にとってはオモチャなので、ずっと出しっぱなしなんてことも！
そんなトラブルが起こらないようにチャイルドロックを付けましょう。

やけどに気をつけましょう！　お湯は大人の担当にしてね。
水8割, お湯2割のぬるま湯で飲むのがよろしくてよ。

女子力高っ！

なかにはこんな子もいます！

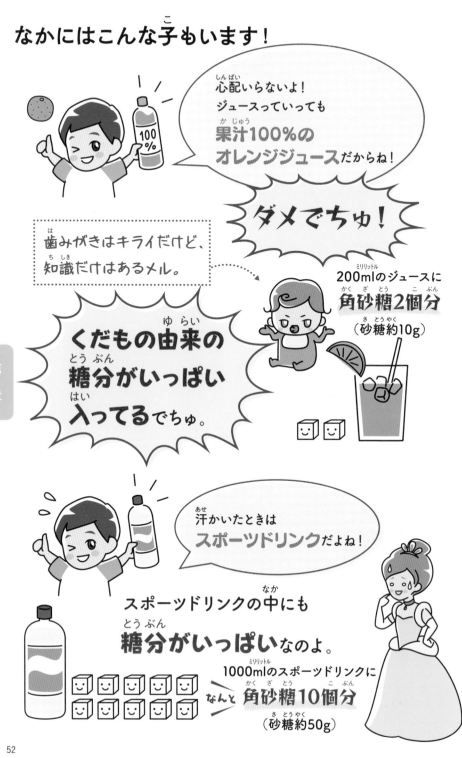

心配いらないよ！
ジュースっていっても
果汁100%の
オレンジジュースだからね！

ダメでちゅ！

歯みがきはキライだけど、
知識だけはあるメル。

200mlのジュースに
角砂糖2個分
（砂糖約10g）

くだもの由来の
糖分がいっぱい
入ってるでちゅ。

汗かいたときは
スポーツドリンクだよね！

スポーツドリンクの中にも
糖分がいっぱいなのよ。

1000mlのスポーツドリンクに
なんと角砂糖10個分
（砂糖約50g）

第4章

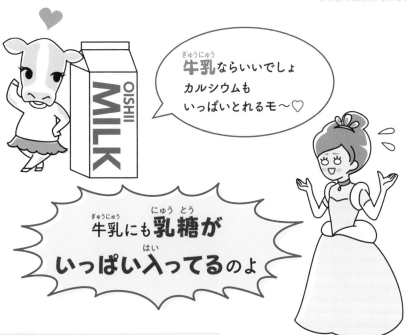

牛乳ならいいでしょ
カルシウムも
いっぱいとれるモ〜♡

牛乳にも乳糖が
いっぱい入ってるのよ

乳糖ってなに？
・・・・・・・・・・
乳糖とは、牛乳や母乳に含まれる糖質
の1つです。砂糖よりはむし歯になり
にくいのですが、ダラダラ飲みや寝る
前に飲むとむし歯の原因になります。

ちなみに

母乳に含まれる
乳糖は牛乳より多い
といわれるの。

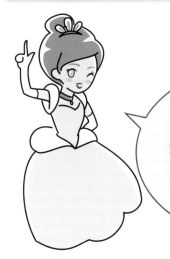

お口の中のことを考えると、なるべく
早めに添い乳はやめたほうが良いです。
添い乳している子は、
朝ガーゼで歯を
ふいてあげましょうね

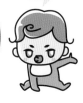

でも、添い乳は
やめられないぜ、
ベイビー！

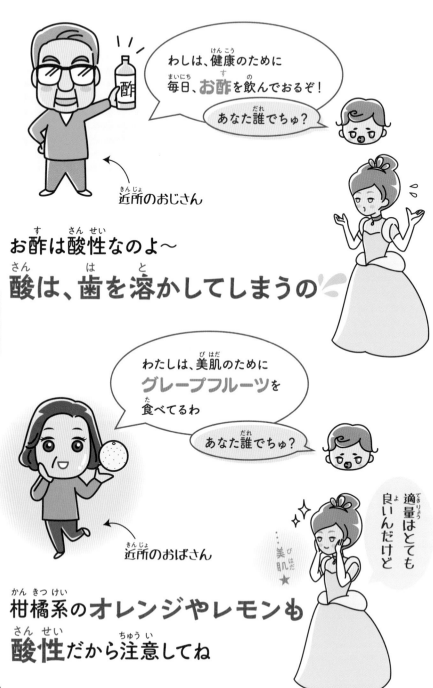

わしは、健康のために
毎日、**お酢**を飲んでおるぞ!

あなた誰でちゅ?

近所のおじさん

お酢は酸性なのよ〜
酸は、歯を溶かしてしまうの

第4章

わたしは、美肌のために
グレープフルーツを
食べてるわ

あなた誰でちゅ?

近所のおばさん

適量はとても
良いんだけど

…美肌★

柑橘系の**オレンジ**や**レモン**も
酸性だから注意してね

54

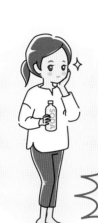

美容のために最近、炭酸水を飲んでるわ
れんとも炭酸が大好きなのよ!

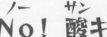
れんとくんのママ、それはダメでちゅ

No! 酸キュー!

シュワシュワする酸が、歯を溶かすんでちゅ

じゃあ、何も飲めないじゃん···

れんとくん、大丈夫よ
エナが、いいことを教えてあげるわ

飲み方を工夫すればOKよ!

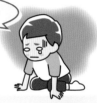

★ポイント1 回数を決める
★ポイント2 飲んだ後にお茶か水を飲む
★ポイント3 キシリトールを利用する

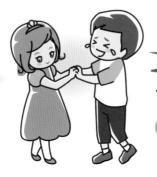

ありがとう
エナちゃん!

気になる2人の恋の行方···

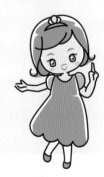

ところで…
キシリトールってなあに？

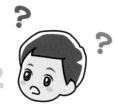

詳しいことはわかんない
ママ、助けて！

ここは、Dr.ティアラ の出番ね！

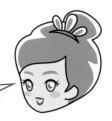

第4章

キシリトールとは

砂糖と同じ甘さを持ちながら、
むし歯の原因となる酸を作らない甘味料なの。

野菜や果物にも含まれます。

また、唾液の分泌量を多くしたり、

プラークの質も変化させる効果もあります。

さらに、お口の中にいるむし歯菌自体の数も

減らすというすごいパワーの持ち主なのよ！

どんなときに使えばいいの？

外出先ですぐに歯をみがけないときに重宝します。

キシリトール

100％のものなら歯みがきのあとのごほうびに！

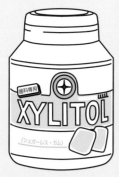

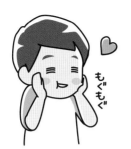

あまーい！ おいしー！
でも、むし歯にならないなんて
スゴーイ！

もぐもぐ

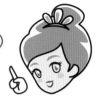

お腹がゆるくなるので**1日3粒**までね♪

第4章

Q コンビニで売ってる
キシリトールのガムも同じなの？

A 答えはNO!!
キシリトールは**50％以上**配合されて
いないと効果が現れにくいの。

でも歯科専売の100％のものは、
寝る前に食べてもむし歯にならないから
オススメです♪

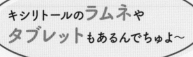

キシリトールの**ラムネ**や
タブレットもあるんでちゅよ〜

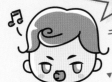

キシリトールにやけに
詳しいメル

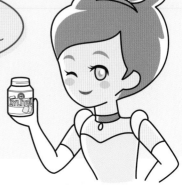

🦷 歌でお口を開く、歯みがき作戦

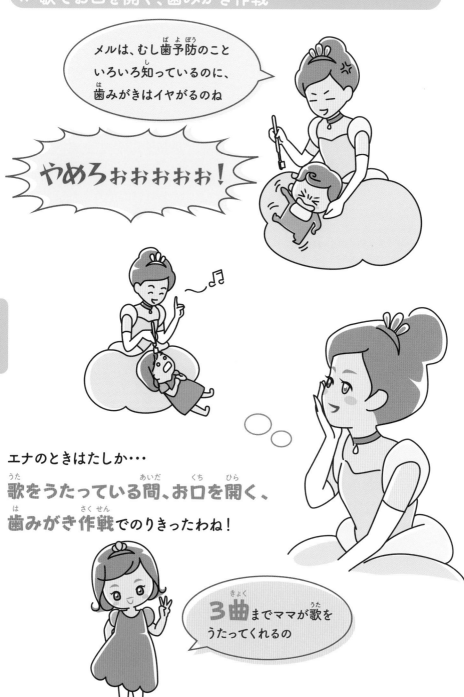

メルは、むし歯予防のこと
いろいろ知っているのに、
歯みがきはイヤがるのね

やめろおおおおお！

第4章

エナのときはたしか・・・

歌をうたっている間、お口を開く、
歯みがき作戦でのりきったわね！

3曲までママが歌を
うたってくれるの

58

ママの歌でお口を開く、
歯みがき作戦【エナの場合】

曲は本人の
リクエスト
（ある日の例）

♪歯みがきチャチャチャ
♪ライオンの歯
♪カモン！歯みがき

この〜木なんの木
ライオンの木〜
丈夫な歯を持つ
木ですから〜♪

歯みがきチャチャチャ♪
おっきい口でチャチャチャ♪
チャチャっとみがけばピッカピカ！

E.N.A
(イー・エヌ・エー)！！
カモンベイビー 歯みがき♪
歯と歯の間はフロス♪

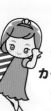

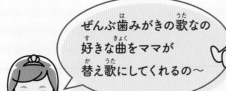

ぜんぶ歯みがきの歌なの
好きな曲をママが
替え歌にしてくれるの〜

1才半のコも集中力が一瞬耳に傾くから
ちょっと抵抗が弱まるの！！
そのスキが勝負！！

🦷 2才までの仕上げみがきのポイント

①みがく時間帯

父の声

同じ歯みがきでもタイミングによって全然ちがうからビックリです!!

 OK お腹いっぱいのとき
ごきげんなとき

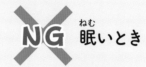 **NG** 眠いとき

★朝食後なら…
食べたあとスグに!

★夕食後なら…
食後テレビを見て
遊んでいる時間に終わらせちゃえ!!

第4章

②歯みがきジェルやMIペーストを利用

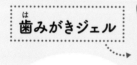
歯みがきジェル

Dent-Gel
kodomo
ストロベリー

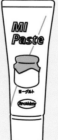
MI
Paste
ヨーグルト

ヨーグルト味とか
めちゃおいしい!

歯が生えたら
いつでも使えるよ

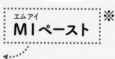
MIペースト ※

※MIペーストには、歯みがきのあとに塗るだけでむし歯になりにくい
お口にしてくれる作用があります。ただし 牛乳由来の成分でできて
いるので牛乳アレルギーのお子さまには使用しないでください。

使い方

自分でみがくとき ➡ 何もつけない

仕上げのとき ➡ ＼おいしい♥／ ＼うれしい♥／
ジェルをつけてもらえる

うがいができるようになったら歯みがき粉を！

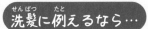

洗髪に例えるなら…

歯みがき粉が
シャンプー

＋

ジェルが
トリートメント

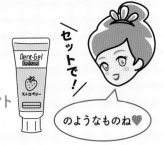

＼セットで！／

のようなものね♥

③あおむけの姿勢に慣れる

子どもを歯みがきがしやすい

あおむけの姿勢に
慣れさせることが
大切です。

ラッコさんごっこしながら〜
ブロブロ、ブロブロ

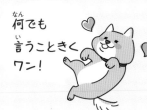

何でも
言うこときく
ワン！

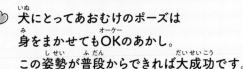

犬にとってあおむけのポーズは
身をまかせてもOKのあかし。
この姿勢が普段からできれば大成功です。

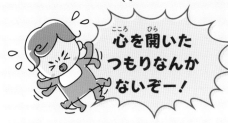

心を開いた
つもりなんか
ないぞー！

ベイビーにとって、
いきなりゴロンは
恐怖なだけ。

🦷 仕上げみがきは授乳の延長

仕上げみがきのとき、

バトル になっていませんか？

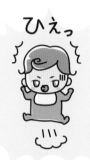

ひえっ

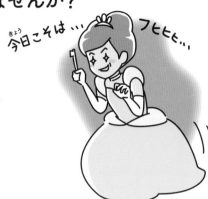

今日こそは…

フヒヒヒ…

そして、「歯」ばかりに目がいってないですか？

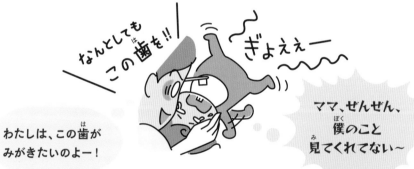

なんとしても
この歯を!!

ぎょえぇー

わたしは、この歯が
みがきたいのよー！

ママ、ぜんぜん、
僕のこと
見てくれてない〜

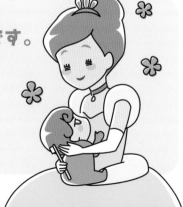

仕上げみがきは授乳の延長です。
おっぱいが歯ブラシにかわるだけ。
まずは目を合わせて、
安心させてあげましょう。

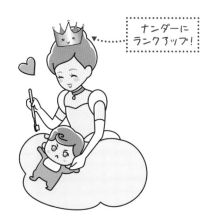

ナンダーに
ランクアップ！

「嫌がるからやめる」は、子どもにとっては、
「嫌がればやめてもらえる」になってしまいます。
歯みがきは、手洗い、うがいと一緒。生きるうえで必要なことです。
まずは、親が仕上げみがきに自信を持ち、あきらめずに続けてください。
ご両親の気持ちは、きっと伝わります♡

Dr.ティアラは、歯みがきに慣れ親しんでほしいから
歯ブラシに名前をつけてキャラクターを作りました。
歯ブラシとお友だちになって仲良くなれば、
歯みがきも楽しくなります。

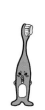
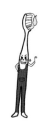
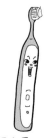

ベビラッシー　　　キズラッシー　　　ハブラッシー　　　でんラッシー
（赤ちゃん歯ブラシ）（乳歯用歯ブラシ）（永久歯用歯ブラシ）（電動歯ブラシ）

Dr.ティアラ

第5章 Dr.ティアラの「歯育」の俳句

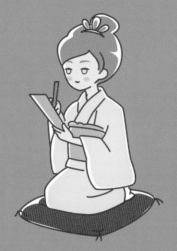

歯の俳句で「歯育」の大切さを説きます

「教育」「食育」からの「歯育」へ。

Dr.ティアラは「歯育」を広めるために俳句をご用意しました。

ユーモアを盛り込み、わかりやすく創作しました。
（毎日こんなことばかり考えています）

離乳食の進め方や赤ちゃん歯科にまつわるものを前半に集めています。

歯並びは実は0歳から作られるのですね…

いいえ、正確にはマイナス1歳、

お母さんのお腹にいるときから始まっています！

だから、この本はぜひ産婦人科の待合室に置いていただきたい！

今からでも大丈夫です。

お子さんと楽しみながら、

合言葉のように「歯育」の俳句が広まりますように♪

64

🦷「歯育」の俳句 その一

抱っこ紐 赤ちゃん爆睡 お口ぽかん

抱っこ紐で意外と盲点なのが首の後ろの支えです。この支えがないと、眠ったとき重い頭は後ろに反り返り、「お口ぽかんの」状態になってしまいます！必ず頭や首のサポートカバーなどを利用しましょう。

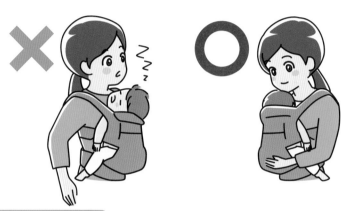

🦷「歯育」の俳句 その二

まあるくね 背中のカーブを 守ってねんね

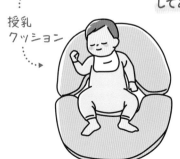

お腹の中にいるときの赤ちゃんはC型に丸まっています。この背中のCカーブを産まれてからも守ってあげることが大切です。抱っこもねんねも、まあるくしてあげてください。寝つきも全然違いますよ♡

授乳クッション

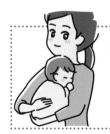

抱きグセも注意‼
いつも同じ肩にばかり子どもの顔をのせていませんか これもアゴがゆがむ原因になります。

第5章

もう立った!! うちの子天才!? 勘違い

早くタッチができると「運動神経抜群!?」と勘違いしそうですが、ハイハイの動きは体幹を鍛えるのにも、手首、足首の動きにもとっても大切。この時期に手首や足首を曲げる動作を覚え、背筋を鍛えます。つまり、今後の立つ姿勢に大きな影響を与えるのです。最近の家庭は核家族が増え、部屋も狭いとなるとつかまり立ちも早く、すぐ立ってしまう赤ちゃんが多く見られます。タッチは1歳まで我慢!! とにかく、ずりばい、ハイハイを思いっきりさせましょう。

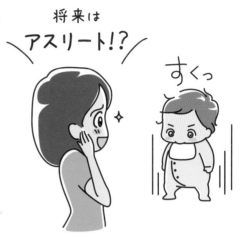

将来は
アスリート!?

すくっ

第5章

離乳食 スプーンの向きが ポイントです

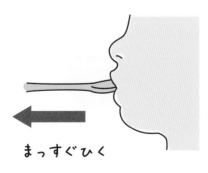

まっすぐひく

おっぱいを飲んでいるため、赤ちゃんの上唇は上にめくれあがっています。その上唇をいかにおろしてくるかがきれいな口元を作るポイント! 大切なのはスプーンの向きです。下唇の上に乗せて本人が唇でもぎ取るのを待ってから、まっすぐ引きましょう。2歳までが一生の食べ方を左右します。離乳食は、食べ方を覚える時期なのです。

🦷「歯育」の俳句 その五

奥歯まだ でも1歳だし あげちゃおう

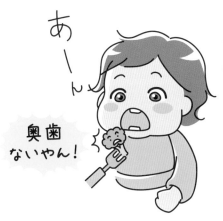

あーん

奥歯
ないやん!

離乳食の進め方は年齢ではなく歯の本数です。1歳になったから何でも食べてOKではなく、前歯しか生えていないときは前歯でかめるもの、奥歯が生えたら奥歯でかめるものをあげてください。早く進み過ぎると早食い、丸呑みの原因になります。焦りは禁物です。

第5章

🦷「歯育」の俳句 その六

お母さん 料理は手抜きで OKです

小さく切らなくてOK!
柔らかく煮込まなくてOK!
高級な柔らか肉じゃなくてOK!

お母さん方、手抜き料理を気にしなくてもいいんですよ。

ぐにに…

ワイルドな
にんじんサラダ ……▶

特売肉の歯ごたえステーキ

りすよりも ヤギを見習う かみ方を

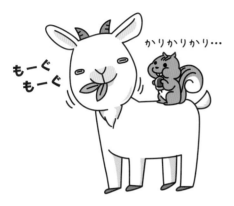

もーぐ もーぐ

かりかりかり…

同じ「かむ」でも実はかみ方が大切！ リスのような「縦がみ」ではなく、やぎの ような「奥歯ですりつぶす」かみ方 （臼摩運動）を実践することでアゴは 広がります。でも、子供にそう言っても わかりづらいので、声掛けは「よくかん でね」ではなく、「もぐもぐしようね」が いいですよ！ そうするだけで自然に かみ方が変わります♪

口呼吸 美人になりたきゃ 鼻呼吸

口呼吸か鼻呼吸かで口元は大きく 変わります。口呼吸は、への字口、 出っ歯、むし歯、口臭、鼻も上を向き がちです。鼻呼吸は、きれいな口 元、きれいな歯並びをつくり、むし歯 を予防し、感染リスクも低くなるなど イイコト尽くし♪そのうえ集中力も 高まります。

ワンポイントレッスン♥

寝る前に数回、鼻呼吸させて 寝かせることで口呼吸予防に！

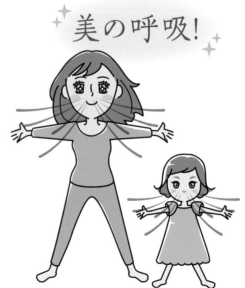

美の呼吸！

🦷「歯育」の俳句 その九

競争だ！ 一口何回 かめるかな

「よくかんで食べるのよ」。そんなこと、子どもだってわかっています。でも、時間がなくなってくるとつい「早く食べちゃいなさい！」と言ってしまいがち。これではお子さんが戸惑ってしまいます。どっちやねん！って（笑）。「よくかんで」と声をかけるより「どっちが多くかめるか競争しよう！」と一緒に食べた方が楽しいし、大人もよくかめてイイコト尽くし！ ゲーム感覚で楽しくアゴを成長させましょう♪

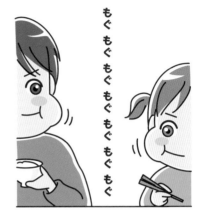

もぐもぐもぐもぐもぐもぐもぐもぐ

第5章

🦷「歯育」の俳句 その十

下向いて ゲームするより ジャンプしよう！

最近はやりのスマホ首。下を向いてゲームばかりしていると下アゴの成長が弱くなってしまいます。現代っ子の歯並びが良くない原因はここにあります。特に過蓋咬合（かぶさりが深い子）は注意ですね。トランポリンでジャンプ！ なわとびでジャンプ！ 体を思いっきり動かすことでアゴの成長も変わります。

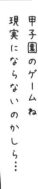

甲子園のゲームね
現実にならないのかしら…

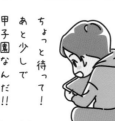

しんけんっ！
甲子園なんだ！！
あと少しで
ちょっと待って！

（これは院長の実話です）

かじっちゃおう！ 今日はみんなで 手巻き寿司

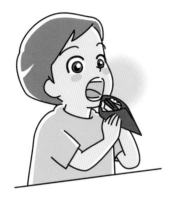

前歯を使っていますか？ 前歯でかみ切ることってとても大事なこと。リンゴ、サンドウィッチやとうもろこし、手羽先なんかも良いですね。前歯でかじりとることでアゴは前に成長します。特に過蓋咬合（かぶさりが深い子）にはうってつけ！ さあ、今日はみんなで手巻き寿司パーティをしましょう。

うつぶせ寝 アゴのためなら あおむけ寝

うつぶせ寝をしているとアゴの成長を弱くしてしまいます。気づいたらあおむけにゴロン！ 積極的にあおむけ寝にしましょう。また、寝るときの姿勢は歯並びに大きく影響を与えます。いつもママの方を向いてしまう子は、ママと寝る場所を交代してみたり、兄弟でも日によって寝る位置を変えてあげてください。

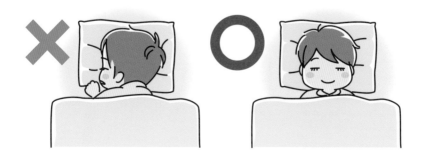

「歯育」の俳句 その十三

だからイヤ 急な歯ブラシ 拒否反応

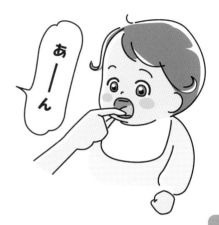

あ ー ん

幼児が歯ブラシに拒否反応を示すのは、急にお口の中に硬いものが入ってきたと感じるからです。赤ちゃんの頃からママの指を使った歯茎マッサージに慣れていると、そうした事態にならず効果的♬大人でもそうですが、歯茎ってマッサージすると実はとっても気持ち良いのですよ♡愛情もいっぱい感じられます。

（参考：ベビー＆キッズリフレ P73）

「歯育」の俳句 その十四

第5章

レッツゴー!! 歯医者さんは こわくない

歯医者さんはみんなに会いたがっているよ！ 歯医者さんはこわいところではありません。みんなの歯を守ってくれるところです。お母さんがこわいところだと思っていると、子どもにも伝わってしまいます。まずは、お母さんの認識から変えてみませんか。

ワンダーに
ランクアップ！

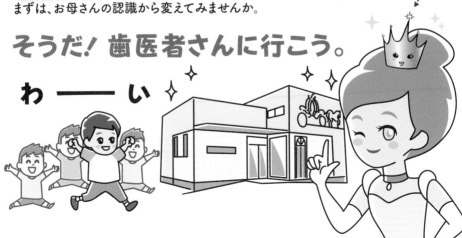

そうだ! 歯医者さんに行こう。

わ ー い

デンタルリフレクソロジーのススメ！

🌹 歯茎のケアしていますか？

歯茎のケアってあまりなじみがないですね。
歯はみがくけど、歯茎ってケアできるの？

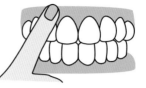

できるんです！ それが究極の歯茎からの美容と健康
デンタルリフレクソロジー

実は、足の裏にツボがあるように、歯茎にもツボ（反射区）があります。

デンタルリフレクソロジーは、この歯茎をやさし〜くトリートメントします。

これこそ、歯茎の美容と健康を維持するケア手法なんです。

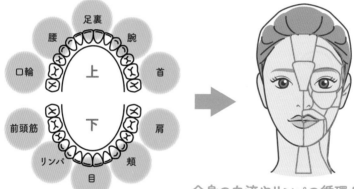

歯茎のツボを刺激すると…

全身の血流やリンパの循環が良くなり、
細胞レベルまで活性化されます。

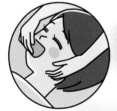

歯茎マッサージって、こんなにも気持ちいいの？

というくらい、ホントに気持ちいい！ 寝ちゃう方がほとんどです♥

歯が1本しかないおじいちゃんも、
普段は触らない歯茎をマッサージすると、
「これは良い！ マッサージは大事なんじゃな」と大満足！

歯茎を触っただけなのにこんな変わった！と
メッセージがたくさん届いています。

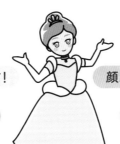

肩こりが楽になりました！

シワが浅くなったのは初めて！

鼻の通りが良くなりました！

アゴが楽になりました！

顔が小さくなった気がします！

姿勢が良くなりました！

※症状には個人差があります。

実は、歯茎を触るとオキシトシンなど、
良いホルモンがいっぱい分泌されて、自己免疫が上がるのです★

デンタルリフレクソロジー 検索 全国各地で施術は受けられるので検索してみてね♥

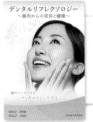

DVD クリニック・サロン向けDVDも好評発売中！

Dr.ティアラも
登場しています **デンタルリフレクソロジー**
～歯肉からの美容と健康～

 はじめよう♥ 🌹「ベビー＆キッズリフレ」

気持ちイイ～♡
いやされる～♡

Dr.ティアラは、なんと！ 長女を出産して40分後、分娩室で長女にリフレをしました。生後40分でリフレを受けた赤ちゃんはおそらく世界初だと思います♪ そのせいか、長女は今も歯茎マッサージされるのが大好き！ 歯茎を触ると良いホルモンが大人よりもいっぱい出ます。だから、幼いときにたくさん触ってあげることが大切！ 初めての歯ブラシデビューも抵抗なくなりますよ♥

   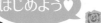 新提案！ 🌹「ペットリフレ」

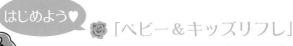

ペットにも効果アリ！ 歯茎パワーは無限ですね！

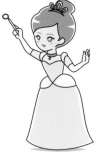

Dr. ティアラ profile

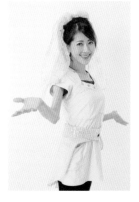

歯科医師
太田 由佳 Ota Yuka

医療法人社団クメノ歯科医院ワンダーデンタルクリニック 副院長
美容歯学普及協会東海支部会長、デンタルリフレクソロジスト指導講師
日本矯正歯科学会所属、インビザライン認定ドクター
2020ミセスアースジャパン静岡大会ビューティーキャンプ講師

合同会社HT認定 女神プロデュースファシリテーター/合同会社HT認定ハッピータッチプレゼンター/離乳食教室インストラクター2級/ハンド・フットリフレクソロジスト/日本コアコンディショニング協会コアキッズ体操普及員

·趣 味·
仮装・美容・料理
ショッピング・本屋めぐり

·特 技·
サプライズ・写真アート
イベント盛上げ

♥こんな歯科医療を目指しています

● 女性ドクターとして地域の「歯育」の実践と啓蒙を目指します

● どこよりも丁寧な説明、わかりやすい資料の提示を心がけています

● 小児の歯科が今後の将来に大きく影響することをお伝えします

メディアの活動

FMななみ（77.3MHz）で放送中の「Bang! なな」（月〜金/17:00〜18:00）
第2水曜日の元パーソナリティ。現在はゲストなどで出演。
歯育×スポーツをテーマにあま市スポーツクラブ指導者講演、
あま市体育協会 総合開会式・スポーツ講習会講演など、
『未来を紡ぐコンサート』では歯科医だけに司会も務めるなど幅広く活動しています。

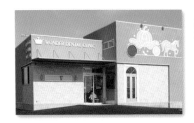

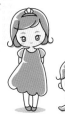

歯医者さんに行くのが
楽しくなるような外観♪

🦷 ワンダーデンタルクリニックはこんなところ

- 遊んでいるだけで歯並びが良くなるキッズルームがあります

- 一般歯科もあるので家族で受診することができます

- ドクターもキャストもやさしく、大人も子どもも安心して通えます

歯並びを良くするキッズルーム（通称 ワンダーランド）

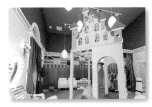

ボルダリングやブランコのある楽しい部屋です。ロープにぶら下がったり、トンネルをくぐったり、うんていや懸垂で体力勝負！気づけば姿勢が良くなって、アゴも発達し、歯並びが良くなっている!?ワンダーランドは、そんな不思議な場所です。

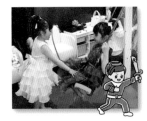

衣装コーナー

キッズルームの衣装コーナーには、歯の治療が楽しくなるコスチュームがいっぱい！ 憧れのプリンセスや戦隊ヒーローに大変身して、その衣装で診療を受けることができるので気分はプリンセス＆ヒーロー気分♪

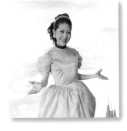

Dr.ティアラの衣装にも注目してください♫

子どもたちに負けないくらい毎回仮装して診療しています。ある日は、みんなが憧れるプリンセスに変身！ヘアーアクセサリーも多彩です。夏はひまわり、秋は愛くるしいリス、ときにはお寿司が頭を飾ることも！ 最近は人気番組のキャラクターの変装にハマっています。「今日はどんな格好をしているんだろう!?」。そんな風に患者さんに楽しんでもらえたら嬉しいです。

医療法人社団クメノ歯科医院ワンダーデンタルクリニック
〒497-0001 愛知県あま市七宝町沖之島観音寺101番地　TEL：052-443-4141　https://7cinderella.com/

Dr.ティアラ 写真ギャラリー

さあーて、今日は誰が来てくれるかな？ アポ帳を見てその日の診療スタイルをコーディネート！「わあ、今日先生〇〇だー!」「毎回とっても楽しみです」「今日の先生どんな格好かなあと車の中で話しながら来るんですよ」などと言ってもらえるのが励みになっています。患者さんの喜ぶ笑顔が見たくて、ワクワクしながら毎日いろんな自分に大変身！ 目標はいかに子どもたちより目立つか！（笑）。世界中どこを探してもこんなに変装して診療しているドクターはいないと思います（いたらぜひお友だち申請お願いします）。衣装はオーダーメイドで手作りしてもらっています。洗えて、診療できて、動きやすいプリンセスの診療服ってないんですよね（そりゃそうだ）。私のこだわり衣装の一部をどうぞご覧ください♪

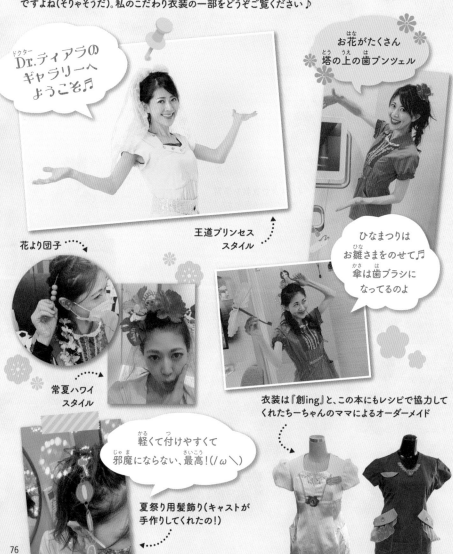

お花がたくさん
塔の上の歯プンツェル

Dr.ティアラの
ギャラリーへ
ようこそ♪

花より団子

王道プリンセス
スタイル

ひなまつりは
お雛さまをのせて♪
傘は歯ブラシに
なってるのよ

常夏ハワイ
スタイル

衣装は『創ing』と、この本にもレシピで協力してくれたちーちゃんのママによるオーダーメイド

軽くて付けやすくて
邪魔にならない、最高!(/ω＼)

夏祭り用髪飾り（キャストが
手作りしてくれたの!）

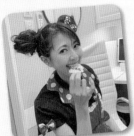

髪型もクオリティ高めで
なりきります!!

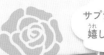
サプライズ誕生日は
嬉しくて号泣〜

結婚式で使用した
クリスマスツリー

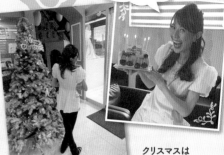

クリスマスは
微女と野獣!

誕生日に
こんな大きな花束が…
一緒に写っている
主人(院長)からの
プレゼントです!

痛くないように薬でむし歯を
眠らせてあげましょうね♪

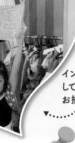

インスタで衣装を予習
してきてくれる患者さん!
お揃い♡

やさしさのかたまりガチ院長♪
やるならやりきろうポリシー♪
妻Dr.ティアラの着せ替え人形!?
仮装させられるがままの院長は
まさに神です! 感謝!!

全集中! 鼻の呼吸!
竹がしゃべりにくい〜
(笑)

理事長(父)
ちっちゃいリボン
だけつけられた

毎年10/31は
スゴイことに
なってます!

ガチハロウィン!
Dr.ティアラ イン
ワンダーランド

歯育でHappy!!

私は「医療を通して人を幸せにする」ドクターでありたいと思っています。歯科医師として、1人でも多くの患者さんに寄り添い、小さな変化、ゆがみ、ズレ、お母さんの服装や髪型のこだわりにもお声がけし、歯医者とは思えない空間を作り、多くの患者さんを笑顔にしてきました。

もちろん、最初から今のようにできたわけではありません。自身の初めての出産では、授乳も寝かしつけも食事も何もかもうまくいかず自信喪失。もうどうしたらよいのかわからなくなり、赤ちゃんに謝るしかありませんでした。子どもを育てることだけでもいっぱいいっぱいの毎日。歯科医師なのに歯並びのことを考える余裕もなく、私なんかに「歯育」を語る資格がないとさえ落ち込みました。

そんな日々を過ごすなか、恩師から「赤ちゃんが1か月なら、お母さんも1か月。最初から何でもできるわけがない。母として医師として、あなたがリアルに体験していることを伝えていけばよいのです」と励ましをいただきました。この恩師の温かい言葉が光となって、私にしか伝えられない体験に基づく知識を言葉にして発信していこうと心に決めました。

子どもは歯医者が嫌いなものと、世の中の常識のようになっています。治療前から「痛い! こわい!」と泣き叫ぶお子さんたちの姿を見て悲しくなることもあります。もし、歯医者に行くのが楽しいと思ってもらえたら、きっと治療も好きになり、小さなむし歯やゆがみにも早く気づくことができるはずです。私は「歯医者デビューが人生を変える」と本気で思っています。歯医者嫌いのお子さんがいなくなり、良いかたちで歯医者デビューが飾れれば、そんな嬉しいことはありません。

「歯は口を作り　　口は顔を作り
　顔は表情を作り　表情は人生を作る」
大学生のときに学んだ、私が一番好きな言葉です。

Quality Of Life　歯育でHappy!!

この本で一人でも多くの方の笑顔がさらに輝きますように
そう、ティアラを頭にのせたときのように…♥

最後になりましたが、この本を手に取ってくださったすべての方に感謝の意
をお伝えします。また、編集者のエピスワード岡田社長はじめスタッフの皆様、
父であるワンダーデンタルクリニックの理事長、やさしい母、協力的なキャスト、
通ってくださる患者様、そしていつも支えてくれる夫であり院長でもあるまさ
先生、この本のモデル愛娘2人にも心から感謝の意を申し上げます。

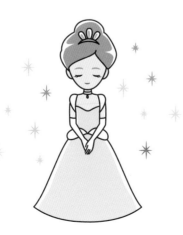

2021年3月

歯育でハッピー！

0歳からの歯育習慣
歯並びが良くなるDr.ティアラの法則

2021年4月26日　初版発行

著者　　　　　　　　　太田 由佳
編集・デザイン・イラスト　有限会社エピスワード
発行所　　　　　　　　株式会社 三恵社
　　　　　　　　　　　〒462-0056 名古屋市北区中丸町2-24-1
　　　　　　　　　　　TEL 052-915-5211　　FAX 052-915-5019
　　　　　　　　　　　URL http://www.sankeisha.com